LE

BAUME DE COPAHU

SANS ODEUR NI SAVEUR DÉSAGRÉABLES,

ADMINISTRÉ

SOUS LA FORME DE DRAGÉES

DANS LA BLENNORRHAGIE ET LA LEUCORRHÉE OU FLEURS BLANCHES,

SUIVI DE PLUSIEURS OBSERVATIONS ;

Par COLOMBAT DE L'ISÈRE,

MÉDECIN FONDATEUR ET DIRECTEUR DE L'INSTITUTION POUR LE TRAITEMENT
DES BÈGUES ET DES MUETS, COLLABORATEUR DE LA REVUE MÉDICALE, MEMBRE
DE LA SOCIÉTÉ ANATOMIQUE DE PARIS, DU CERCLE CHIRURGICAL DE MONTPEL-
LIER, DE LA SOCIÉTÉ MÉDICO-CHIRURGICALE DE LYON, CORRESPONDANT DE
PLUSIEURS SOCIÉTÉS PHILANTHROPIQUES ET LITTÉRAIRES, ETC.

> Il s'agirait à présent de trouver un moyen qui rendrait ce
> médicament moins désagréable ; si l'on pouvait y parve-
> nir, on rendrait un service inappréciable. Ses succès
> sont constans et incontestables ; mais beaucoup de malades
> sont obligés de renoncer à son usage par la répugnance
> qu'ils éprouvent à le prendre.
>
> RIBES, *Mémoire sur l'emploi du baume de Copahu.*

A PARIS,

CHEZ LES PRINCIPAUX LIBRAIRES DE MÉDECINE ;

Et chez l'AUTEUR, à l'Institution spéciale pour le traitement
du bégaiement et de tous les vices de la parole et de la voix,
rue des Vieilles-Tuileries, n° 46.

1832.

Te $^{23}_{253}$

LE

BAUME DE COPAHU

SANS ODEUR NI SAVEUR DÉSAGRÉABLES.

OUVRAGES DU MÊME AUTEUR.

Du Bégaiement, et de tous les autres vices de la parole, traités par de nouvelles méthodes; précédé d'un Rapport fait à l'Académie de médecine, par MM. *Itard, Marc, Esquirol* et *Hervez de Chégoin*, et suivi d'un grand nombre d'observations authentiques. Deuxième édition in-8, avec plusieurs planches. Prix, 6 fr. 7 fr. 5o c. par la poste.

L'Hystérotomie, ou l'Amputation du col de la matrice dans les affections cancéreuses, suivant un nouveau procédé, avec la description de plusieurs instrumens présentés à l'Institut de France pour le prix de *Monthyon* et à l'Académie de médecine de Paris. In-8 avec planches.

Nouvelle méthode de pratiquer la taille souspubienne. In-8. Prix, 2 fr.

Tableau du mécanisme naturel de l'articulation de toutes les lettres, suivi d'un mécanisme artificiel, au moyen duquel les bègues parviendront à articuler les voyelles et les consonnes qui leur présentent des difficultés. In-8. Prix, 6 fr.

SOUS PRESSE :

Maladies de la matrice et de tous les organes génito-urinaires de la femme. Un fort vol. in-8, avec un grand nombre de planches.

IMPRIMERIE DE MARCHAND DU BREUIL,
RUE DE LA HARPE, N° 9o.

LE

BAUME DE COPAHU

SANS ODEUR NI SAVEUR DÉSAGRÉABLES,

ADMINISTRÉ

SOUS LA FORME DE DRAGÉES

DANS LA BLENNORRHAGIE ET LA LEUCORRHÉE OU FLEURS BLANCHES,

SUIVI DE PLUSIEURS OBSERVATIONS ;

Par COLOMBAT DE L'ISÈRE,

MÉDECIN FONDATEUR ET DIRECTEUR DE L'INSTITUTION POUR LE TRAITEMENT
DES BÈGUES ET DES MUETS, COLLABORATEUR DE LA REVUE MÉDICALE, MEMBRE
DE LA SOCIÉTÉ ANATOMIQUE DE PARIS, DU CERCLE CHIRURGICAL DE MONTPEL-
LIER, DE LA SOCIÉTÉ MÉDICO-CHIRURGICALE DE LYON, CORRESPONDANT DE
PLUSIEURS SOCIÉTÉS PHILANTHROPIQUES ET LITTÉRAIRES, ETC.

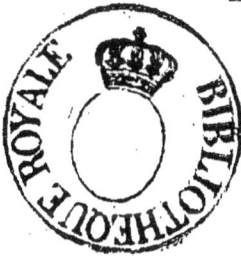

Il s'agirait à présent de trouver un moyen qui rendrait ce
médicament moins désagréable ; si l'on pouvait y parve-
nir, on rendrait un service inappréciable. Ses succès
sont constans et incontestables ; mais beaucoup de malades
sont obligés de renoncer à son usage par la répugnance
qu'ils éprouvent à le prendre.

RIBES, *Mémoire sur l'emploi du baume de Copahu.*

A PARIS,

CHEZ LES PRINCIPAUX LIBRAIRES DE MÉDECINE ;
Et chez l'AUTEUR, à l'Institution spéciale pour le traitement
du bégaiement et de tous les vices de la parole et de la voix,
rue des Vieilles-Tuileries, n° 46.

1832.

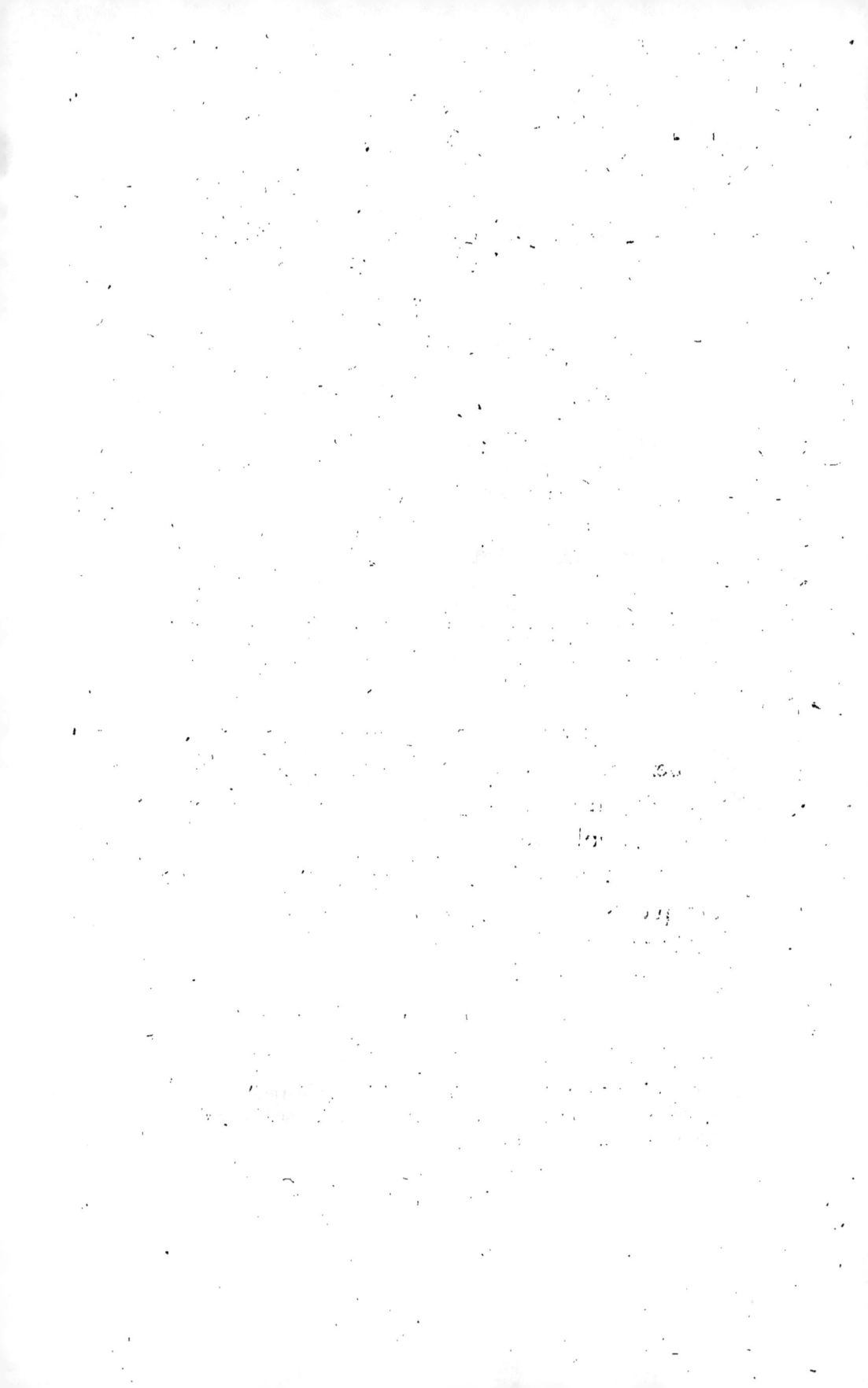

LE

BAUME DE COPAHU

SANS ODEUR NI SAVEUR DÉSAGRÉABLES.

. . . . His utere mecum.-
HORACE.

Dans la plupart des Traités de matière médicale et de thérapeutique, publiés depuis plus d'un siècle, le Baume de Copahu est signalé comme un médicament très efficace dans tous les catarrhes des membranes muqueuses en général, et en particulier contre ceux du canal de l'urètre et de la vessie. L'application de cette substance balsamique n'est donc pas nouvelle, et c'est donc à tort que depuis quelques années plusieurs praticiens recommandables ont réclamé la priorité de cette prétendue découverte.

Parmi le grand nombre de médecins à qui la science est redevable d'avoir constaté, par une foule d'observations authentiques, les propriétés anticatbarrales du Copahu, on distingue principalement : *Fuller, Hunter, Hoffmann, Gesner,*

Pringle, Monro, Simons, Pison, Tournefort, Ferrein, Jacquin, Geoffroy, Desbois de Roche-fort, Culen, Schwédiaur, Choppart, Valcarengh, Chaussier, etc., etc.; MM. *Muray, Ansiaux, Ribes, Delpech, Bretonneau, Velpeau, Laroche, Guillon,* etc., et plusieurs autres qu'il serait trop long de citer. Presque tous les médecins ont con-staté les bons effets du Copahu dans les blennor-rhagies et les catarrhes de la vessie, non accom-pagnés de symptômes inflammatoires tellement intenses, que l'indication la plus pressante soit de recourir d'abord à l'emploi de la saignée générale et locale, ou à d'autres moyens de la longue série des antiphlogistiques.

Les faits nombreux publiés par les praticiens distingués que je viens de citer sont, je pense, bien capables de prouver que l'action stimulante de la substance balsamique dont on vient de parler se fait remarquer d'une manière plus spéciale sur la membrane muqueuse de l'urètre, du vagin et de la vessie.

Administré à la dose de quelques gouttes, le Baume de Copahu augmente la chaleur animale et active la circulation. Il favorise l'excrétion des urines, augmente l'appétit, excite les fonctions de l'estomac et du tube digestif. Si, au contraire, on l'administre à une dose plus élevée, par exemple, depuis un gros jusqu'à une ou même deux onces, il détermine une excitation générale très vive, accompagnée le plus souvent de coliques, de diarrhées et de vomissemens. La sécrétion de l'urine devient également plus abondante; les reins, le canal de l'urètre sont le siége de titillations désagréables et de douleurs plus ou moins vives; la chaleur qui se fait sentir dans tout l'appareil génito-urinaire annonce que l'action stimulante de ce médicament se porte plus particulièrement sur les organes qui le composent.

D'après les différens phénomènes dont je viens de donner une légère esquisse, il est facile de concevoir que, parmi les nombreux agens thérapeutiques employés pour arrêter les écoulemens blennorrhagiques et leucorrhoïques, le Baume de Copahu doit être rangé en première ligne, soit qu'on le prescrive au début de la maladie pour en arrêter les progrès, soit qu'on l'emploie après la cessation de tous les symptômes inflammatoires. Ce dernier mode d'administration, qui est encore le plus généralement mis en usage, était celui de *Choppart*, *Theden, Hunter, Cullerier*, etc., etc.; l'autre, au contraire, qui consiste à donner le Copahu lors même que la blennorrhagie est trèsaiguë, nous est venu d'Amérique, et a été mis en pratique avec succès par MM. *Ansiaux*, *Ribes*, *Delpech*, et avant eux par *Pison, Jacquin, Schwédiaur* et plusieurs médecins anglais, qui ont éga-

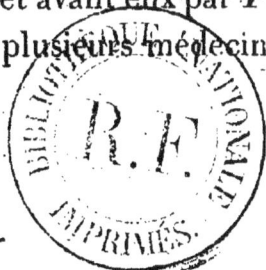

lement obtenu d'heureux résultats et prouvé d'une manière incontestable l'efficacité de cette méthode. Ces célèbres praticiens, qui dans tous les degrés de la blennorrhagie ont prescrit le Copahu depuis un gros jusqu'à deux onces, n'ont pas peu contribué à diminuer l'idée exagérée que tous les médecins se faisaient de l'activité de ce médicament, d'autant plus précieux qu'il semble avoir une vertu spécifique propre à changer le mode d'irritation de toutes les membranes muqueuses, principalement celui qui, dans la blennorrhagie, existe dans la muqueuse du canal de l'urètre.

Mais cette substance balsamique, dont je viens d'énumérer les principales propriétés, est cependant moins employée qu'elle mérite de l'être, parce qu'à ses nombreux avantages se joint l'inconvénient d'être d'une consistance oléagineuse, d'avoir une odeur si forte et si désagréable, et une saveur si âcre, si nauséabonde et si tenace à la gorge, que presque tous les malades éprouvent une répugnance invincible à s'en servir, et que, pour en rendre l'emploi plus facile et moins dégoûtant, plusieurs médecins distingués, au nombre desquels se trouvent *Choppart*, *Cullerier*, MM. *Ribes*, *Delpech*, *Alibert*, *Lisfranc*, *Bretonneau*, *Velpeau*, ont prescrit cet agent thérapeutique sous diverses formes, et l'ont administré par diverses voies. M. *Salé*, pharmacien à Paris, a mieux résolu le problème que les savans praticiens que je viens de citer, puisque, par un procédé qu'il ne veut pas faire connaître, il est parvenu à ôter presque entièrement l'odeur du Copahu, quoique la saveur restât la même, ce qui rendait l'emploi de ce médicament presque aussi désagréable que si on l'avait pris pur et dans son état naturel.

Tous les divers modes d'administration mis en usage jusqu'à ce jour n'ont donc que très-imparfaitement rempli le but que s'étaient proposé leurs auteurs, puisqu'ils avaient tous plus ou moins, non seulement le double inconvénient de très-peu diminuer la répugnance des malades, mais encore d'affaiblir l'action du Copahu en augmentant la masse de la préparation pharmaceutique. De là l'inefficacité d'un remède précieux..., les lenteurs de la guérison..., les écoulemens devenus chroniques et intarissables ! !

C'est pour parer autant que possible aux inconvéniens que je viens de signaler, et par conséquent pour rendre plus général et plus sûr l'usage d'un médicament aussi éminemment efficace, que j'ai cherché à lui ôter d'abord sa saveur et son odeur repoussante, et à l'administrer ensuite sous la forme de dragées, que l'on peut garder long-temps dans la bouche sans sentir une autre saveur que celle du sucre aromatisé, dont sont composées les pastilles de menthe.

Avant de faire connaître la manière de faire usage de mes dragées balsamiques, et d'indiquer jusqu'à quelle dose elles peuvent être prises, je crois devoir soumettre à mes lecteurs plusieurs observations authentiques, attestant les bons résultats qui ont été obtenus, soit par moi, soit par plusieurs médecins distingués qui les ont également prescrites. MM. *Enault*, *Horner* et *Arnaud* sont de ce nombre.

PREMIÈRE OBSERVATION.

Pierre Chev..., ouvrier maçon, âgé de 24 ans, contracta une blennorrhagie très-inflammatoire qui le fit admettre à l'hôpital des vénériens dans le service de M. *Cullerier*. Après quarante-cinq jours de traitement, il sortit comme étant complètement guéri, mais l'écoulement, qui avait été momentanément supprimé, reparut sans occasioner de douleur; Pierre Chev..., qui avait cessé l'usage d'un suspensoir, se trouva, après une journée de travail pénible, tout-à-coup affecté d'un testicule vénérien très-douloureux qui avait été le résultat de la suppression complète de son nouvel écoulement. Après sa sortie de l'hôpital, Pierre Ch..., qui m'avait été adressé par M. *Cullerier*, pour le traiter d'un bégaiement pénible dont il était affecté, me consulta également sur l'état fâcheux qui le tenait au lit depuis trois jours. Ayant trouvé le testicule très-douloureux et ayant acquis un volume extrêmement considérable, je prescrivis quarante sangsues le long du trajet du cordon testiculaire; un bain prolongé pendant une heure et demie; l'application de cataplasmes de farine de graine de lin, une décoction de chènevis pour tisane, la diète, le repos absolu. Après trois jours les symptômes inflammatoires ayant disparu, quoique le testicule ait peu diminué de grosseur, je fis usage des dragées balsamiques, à la dose de 18 par jour en trois fois, qui furent portées à 28 le quatrième jour jusqu'à la fin du traitement. Le troisième jour la douleur et surtout la grosseur du testicule avaient diminué d'une manière extrêmement sensible. Enfin, le dixième jour, le dégorgement était complet, et l'organe n'était pas plus sensible et plus volumineux que l'autre. Depuis ce temps, Pierre Chev.. a toujours joui d'une bonne santé, malgré les excès de différens genres auxquels il s'est souvent livré depuis lors.

DEUXIÈME OBSERVATION.

W***, ouvrier coutelier pour les intrumens de chirurgie, ayant contracté il y a environ un an une blennorrhagie imparfaitement guérie *par la*

potion de Choppart, prise avec la plus grande répugnance, à la suite d'une longue marche faite
le 28 juillet 1831, sentit son testicule gauche
s'engorger et devenir douloureux. Loin de garder
le repos et de consulter un médecin, W*** se fati-
gua de nouveau le 29, et dansa même plusieurs
fois dans la journée. Le 30, son testicule avait acquis un volume considérable, et était devenu le
siége de douleurs si vives, qu'elles le forcèrent de
garder le lit. Après s'être fait appliquer de son
chef vingt sangsues sur l'organe malade, et après
avoir plusieurs fois fait usage de bains, de cataplasmes et de fumigations qu'on lui avait con-
seillés l'année précédente pour la même maladie,
W***, voyant que les douleurs persistaient, ou
plutôt ne s'étaient que très-peu amendées, se
décida à me faire appeler. Je trouvai le testicule
très-douloureux et cinq ou six fois plus gros qu'à
l'état normal ; le malade était inquiet et agité,
son pouls donnait quatre vingt-dix pulsations
par minute, et une fièvre continuelle. jointe à
d'autres symptômes inflammatoires intenses, me
déterminèrent à lui pratiquer une large saignée,
qui, avec un bain prolongé pendant deux heures,
ramena le calme, auquel succéda un sommeil
de trois heures. Le soir, à ma seconde visite, le
pouls n'offrait plus que soixante-quinze pulsations ; je prescrivis une potion calmante, un cata-

plasme de farine de graine de lin, arrosé de lau-
danum de Sydenham; pour boisson une décoction de chènevis légèrement nitrée, le repos absolu, la diète et enfin l'usage d'un suspensoir. Le
lendemain le malade était beaucoup mieux, le
testicule avait diminué d'un quart et était peu
douloureux; je fis continuer encore cinq jours
l'usage des antiphlogistiques; puis je prescrivis
mes dragées de Copahu, qui furent prises sans répugnance. Après trois jours de leur emploi, l'en-
gorgement avait beaucoup diminué; je portai le
nombre des dragées à vingt-quatre en trois fois; je
continuai leur usage à cette dose pendant trois
autres jours; enfin, en augmentant toutes les
vingt-quatre heures de trois dragées, je m'arrêtai
au nombre de trente-trois, jusqu'à la fin du traitement. Au bout de quinze jours, le testicule avait
repris son volume ordinaire, l'épididyme seul res-
tait engorgé et sensible. Je continuai l'usage des
dragées à la dose de trente jusqu'au vingtième
jour, terme de la complète guérison. Mais je ne
fis suspendre tout-à-fait l'emploi du médicament qu'après l'avoir prescrit toujours en décrois-
sant de trois dragées par jour jusqu'à dix-huit,
qui avait été le point de départ. L'épididyme, qui
depuis plusieurs mois était le siége d'un engor-
gement chronique, résultat d'un ancien écoulement supprimé, reprit son état normal, et cessa

ainsi que le testicule d'être le siége de douleurs.
Aujourd'hui les sujets de ces deux observations
jouissent d'une parfaite santé, et n'éprouvent
pas la moindre réminiscence de l'affection pour
laquelle je leur ai donné des soins.

Ces deux observations de testicules vénériens
traités avec succès par le Copahu, jointes à celles
déjà publiées par MM. *Ribes* et *Delpech*, que j'ai
lues dans l'excellent Recueil des travaux thérapeutiques que nous devons à M. *Bayle*, l'un des
rédacteurs de la *Revue médicale*, semblent, à
mon avis, ne laisser aucun doute sur la vertu
spécifique du Copahu, non seulement contre la
blennorrhagie, mais aussi contre la fluxion du
testicule, vulgairement appelée *chaudepisse tom-*
bée dans les bourses.

TROISIÈME OBSERVATION,

M***, élève en pharmacie, avait contracté, il
y a environ six mois, une blennorrhagie qui
ayant été mal traitée était passée à l'état chronique. L'emploi du Copahu sous diverses formes,
ainsi que la *potion de Choppart*, prise à la vérité
avec peu d'assiduité, n'avaient que peu diminué
l'écoulement; le malade avait une répugnance telle
pour toutes les préparations où il entrait du
Copahu, qu'il m'a dit qu'il préférerait garder toute

sa vie son écoulement, que de reprendre une seule
fois de cette substance. Ayant appris que je faisais
préparer par M. *Corriol*, pharmacien à la Croix-
Rouge, des dragées balsamiques de Copahu, sans
odeur ni saveur, il s'en procura une boîte, et,
après dix jours de leur emploi, sa blennorrhagie,
qui était déjà fort ancienne, avait entièrement
disparu. Il continua l'usage des dragées jusqu'au
vingt-cinquième jour, pour être à l'abri de réci-
dives.

QUATRIÈME OBSERVATION.

Mlle B***, âgée de 21 ans, blonde, d'un tempé-
rament lymphatico-sanguin, ayant contracté une
blennorrhagie qui remontait à plusieurs mois,
me consulta sur sa maladie, qui avait résisté à un
traitement au moyen de la *potion de Choppart* et des injections astringentes. Je lui prescrivis mes dragées balsamiques de Copahu, et, après
douze jours de leur emploi, l'écoulement avait entièrement disparu. Ayant cessé brusquement d'en
prendre, la blennorrhagie reparut un peu ; l'usage
des dragées fit de nouveau disparaître cette dé-
goûtante maladie ; je le prolongeai encore quinze
jours, et j'y joignis deux injections par jour, faites
avec de l'eau distillée et quarante gouttes de tein-
ture d'iode par once d'eau. Depuis plusieurs mois,
Mlle B*** a toujours joui d'une santé parfaite.

CINQUIÈME OBSERVATION.

M. R***, voyageur de commerce, à peine arrivé
à Paris, contracta une blennorrhagie dont l'origine remontait à cinquante jours, lorsque je fus
consulté. Je prescrivis les dragées balsamiques, et
après trois jours de leur emploi l'écoulement
avait entièrement cessé. Je fis par prudence continuer le traitement encore huit jours pour con-
solider la guérison, qui a été aussi parfaite que
possible. M. R*** avait pris la *potion de Choppart*,
mais cette préparation lui avait donné de vio-
lentes coliques, et lui inspirait un dégoût insurmontable.

SIXIÈME OBSERVATION.

M. le comte de D****, ex-garde-du-corps, après
avoir essayé inutilement une foule de moyens
pour faire disparaître une blennorrhagie, dont
l'origine remontait à plus de quatre ans, a vu se
tarir cet ancien écoulement après onze jours de
l'emploi de mes dragées, qu'il avait d'abord prises
au nombre de dix-huit par jour, et qu'il porta jusqu'à vingt-quatre. M. le comte de D***, pour assu-
rer la solidité de sa cure, a continué trois semaines
son traitement, quoique après cinq jours il ne lui
restât presque aucun vestige de sa blennorrhagie.

SEPTIÈME OBSERVATION.

M. B***, employé au ministère de ****, m'ayant consulté pour une blennorrhagie aiguë, je prescrivis l'emploi d'un suspensoir, le repos, la diète, l'usage des bains, une tisane de chenevis nitrée, deux pilules calmantes camphrées par jour, enfin toute la série des principaux moyens que nous offre la thérapeutique; après huit jours, tous les symptômes inflammatoires s'étant dissipés, je fis prendre mes dragées anti-blennorrhagiques, qui arrêtèrent l'écoulement en trois jours; j'en fis continuer l'usage jusqu'au douzième jour, pour prévenir la récidive de la maladie.

Je pourrais joindre ici plusieurs autres observations de blennorrhagies, et plusieurs cas de fleurs blanches rebelles, traitées avec succès au moyen de mes dragées, soit par moi, soit par plusieurs praticiens distingués, entre autres MM. les docteurs *Enault*, médecin du conseil sanitaire du 10ᵉ arrondissement, *Arnaud*, chirurgien-major du 2ᵉ bataillon de la 10ᵉ légion, *Horner*, *Bassajet*, etc.; mais j'ai cru devoir me contenter de les indiquer, pour ne pas trop prolonger ce mémoire sans le rendre plus intéressant, parce que les observations que je passe sous silence n'offrent rien de particulier et sont dans la catégorie ordinaire.

Mes dragées balsamiques, telles qu'elles sont préparées par M. Corriol, pharmacien, rue de Sèvres, n° 2, agissent aussi énergiquement que le Copahu pris pur; mais, comme cette substance, elles ne déterminent pas des sentimens de pesanteur dans l'estomac, des troubles dans la digestion, des coliques, la diarrhée, etc., etc.; elles sont plutôt calmantes qu'excitantes, et peuvent être prises par les personnes faibles et qui seraient même affectées d'une légère inflammation des organes digestifs. Enfin elles offrent tous les avantages du Copahu, sans en avoir les inconvéniens, et peuvent, ainsi que lui, être employées avec succès dans tous les catarrhes chroniques des membranes muqueuses, en particulier dans les blennorrhagies chez l'homme et chez la femme; dans les leucorrhées ou fleurs blanches, qui sont si fréquentes et si rebelles, dans les catarrhes des membranes bronchiques, sans symptômes inflammatoires, mais accompagnés de crachats visqueux et abondans. Si un agent thérapeutique aussi efficace et aussi précieux n'a pas été plus souvent employé dans ces diverses affections, c'est que les malades ne pouvaient en faire usage sans éprouver une répugnance presque toujours insurmontable.

Dans les cas les plus ordinaires de blennorrhagies chez les deux sexes, la dose des dragées

balsamiques est de dix-huit par jour, six le ma-
tin à jeûn, six dans le milieu du jour, et six le
soir avant de se coucher. Le nombre peut être
augmenté jusqu'à trente et même quarante, prises
en trois fois dans la journée ; mais il faut dans
tous les cas que tous les symptômes inflammatoires aient disparu ; c'est surtout pour cette rai-
son que les malades ne doivent jamais en faire
usage, sans avoir les avis préliminaires d'un médecin éclairé qui puisse décider de l'opportunité de
leur emploi.

Pour les fleurs blanches, je me contente d'en
prescrire douze par jour en trois fois, auxquelles
je joins l'usage d'injections vaginales faites avec
du chlorure d'oxide de sodium étendu d'eau ; ainsi
que des boissons amères ou martiales et un régime
tonique. Cette méthode curative m'a toujours of-
fert des résultats d'autant plus heureux, que souvent les autres moyens avaient échoué.

Un sujet de cette nature demandait sans doute
de plus grands développemens ; mais si aujour-
d'hui je m'en abstiens, c'est volontairement que
je le fais, étant dans l'intention de revenir sur
cette matière, et de publier avec plus de détails
toutes les observations et les recherches que j'au-
rai faites. J'ai cru également, avant de faire connaître les moyens que j'emploie pour ôter la saveur
et l'odeur du Copahu, ainsi que la préparation et

la composition des dragées balsamiques, j'ai cru,
dis-je, devoir attendre les rapports qui seront
faits aux Académies des science et de médecine.
Si avant cette époque j'ai publié ce mémoire, c'est
seulement pour faire connaître les résultats que
j'ai obtenus, et pour engager les praticiens qui
auront à employer le Baume de Copahu à le prescrire d'après ma méthode. Trop heureux si j'ob-
tiens leur approbation, et si leurs succès viennent
encore confirmer la conviction où je suis, que c'est
être utile à l'humanité que de généraliser et de
rendre plus facile l'emploi d'un médicament précieux, en diminuant autant que possible la répugnance souvent invincible qu'il inspire à la plupart
des malades. Puissent mes intentions être bien
jugées et ce faible travail obtenir les suffrages de
mes lecteurs!

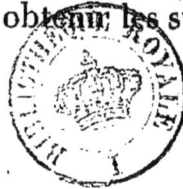

FIN.